DE LA

TUBERCULOSE PRIMITIVE

DES VOIES URINAIRES

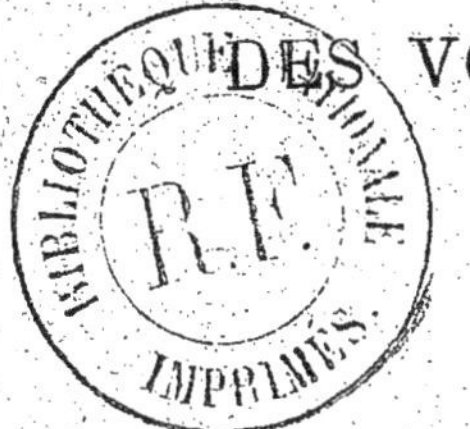

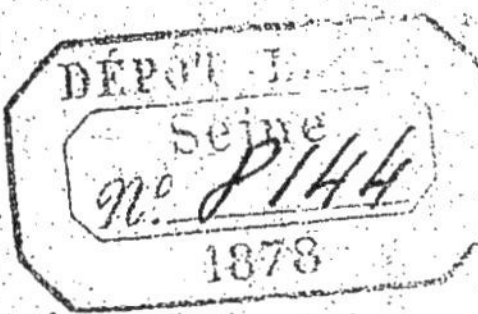

PAR

Louis BIERRY,

Docteur en médecine de la Faculté de Paris,
Ancien externe des hôpitaux de Paris.

PARIS
A. PARENT, IMPRIMEUR DE LA FACULTE DE MEDECINE
29-31, RUE MONSIEUR-LE-PRINCE, 29-31

1878

A MON PÈRE ET A MA MÈRE

Témoignage d'affection.

A MES PARENTS

A TOUS MES AMIS

A MON PRÉSIDENT DE THÈSE

M. LE PROFESSEUR GERMAIN SÉE

A MES JUGES

A M. LE DOCTEUR LANCEREAUX

Professeur agrégé à la Faculté de médecine

Hommage de ma reconnaissance.

A TOUS MES MAITRES

DE LA

TUBERCULOSE PRIMITIVE

DES VOIES URINAIRES

INTRODUCTION

QUELQUES CONSIDÉRATIONS GÉNÉRALES SUR LA TUBERCULOSE

La tuberculose est une maladie caractérisée anatomiquement par des granulations dont les éléments, impropres à une organisation complète, tendent, plus ou moins vite, mais fatalement à la mortification.

D'abord miliaire, grisâtre, dur, le tubercule, transformé par la dégénérescence graisseuse, devient plus volumineux, jaunâtre, mou; finalement, il s'élimine en laissant le vide après lui.

Pourquoi et comment le tubercule naît-il; est-il doué d'une puissance vitale particulière; comment expliquer ses transformations morbides : telles sont les questions que nous allons aborder.

Au point de vue de sa genèse, dire pourquoi naît le tubercule revient à faire l'histoire de son étiologie. Nous n'entrerons dans aucun détail. Pour nous, la tuberculose est due exclusivement à un vice de nutrition, et nous ne faisons aucune part à l'action directe de l'inflammation ou de la contagion. On entendra par ce vice de nutrition ou par mauvaise nutrition, le résultat de l'état où se trouve l'organisme débilité par des antécédents variables; il est alors vis-à-vis de la tuberculose dans l'opportunité morbide. Comme conséquence d'une altération profonde du sang et des tissus, sous l'influence de la cause déterminante, les fonctions sont troublées, l'assimilation entravée, l'économie entière languit; le tubercule peut alors paraître, l'organisme est prêt à le recevoir.

L'hérédité de l'affection qui nous occupe est souvent inévitable, mais il n'y a jamais transmission en nature; ce qui se transmet, c'est une débilité constitutionnelle spéciale qui, en altérant la vitalité, prépare un terrain propre au développement du tubercule. La scrofule est suivie de près par la tuberculose, non parce que celle-là présente des analogies avec celle-ci, mais c'est une maladie longue, généralisée, et par conséquent destinée à l'engendrer. La syphilis, l'alcoolisme, une mauvaise hygiène, ont pour terme la tuberculose à une époque plus ou moins éloignée, non d'une autre façon. Si nous la retrouvons comme phénomène ultime des cachexies diverses, cancéreuse, brightique, cirrhotique, cardiaque, diabétique, etc., c'est que là encore les tissus ont perdu leur vie active pour ne faire que végéter. A la suite des fièvres graves, éruptives, de la fièvre typhoïde, des masses tuberculeuses se forment parfois rapidement: c'est qu'alors l'organisme, faible d'avance, ou trop profondément débilité par la maladie, n'a pu réagir efficacement pour recouvrer ce qu'il avait perdu; placé subitement dans des conditions essentiellement mauvaises, il s'est laissé largement envahir. Le tubercule est donc toujours l'expression d'une déchéance vitale profonde.

D'après cela, n'attribuons pas d'action directe à l'inflammation; il n'y a pas de processus irritatif à invoquer. Si, par exemple, l'on trouve des tubercules après la pneumonie et la pleurésie, c'est que le poumon est alors loin de son ancienne vigueur; et surtout, si l'inflammation se répète, grave, de longue durée, il en résultera une dégénérescence complète de son tissu.

Ne cherchons pas, en outre, si la contagion doit intervenir comme cause de la maladie, et partant si cette dernière est virulente. L'ouvrage de M. Villemin nous a paru, à ce propos, d'une conception hardie, et, après l'avoir lu, nous nous sommes pénétré, encore plus qu'auparavant, de l'idée tout opposée. La tuberculose n'est pas contagieuse, ses causes ordinaires l'indiquent clairement. Les faits le démontrent de même. Certes, on voit dans nos hôpitaux des tuberculeux dont le mari, la femme ou d'autres parents sont morts, il y a quelques années, de l'affection qui les épuise. Mais faut-il en conclure à la contagion? Pourquoi veut-on que, de deux individus, cohabitant, entourés d'une hygiène déplorable, et cela pendant un temps fort long, l'un périsse victime de cette situation, et l'autre contaminé par le premier? Nous voyons là uniquement une même cause agissant sur deux constitutions, dont la plus faible est avant l'autre atteinte. Observons dans la classe aisée et même dans toutes les classes, en dehors des centres populeux : là, malgré la cohabitation, pas un seul exemple de contagion qui fasse autorité.

En cherchant à expliquer la nature du tubercule, on touche à une question des plus épineuses de la médecine, question toujours discutable et toujours sans solution. On en est réduit à des hypothèses auxquelles on donne pour raison d'être le siége et la structure anatomique du tubercule. La granulation grise se compose de petites cellules arrondies ou polyédriques, avec des noyaux libres, le tout dans une substance amorphe. Le microscope renverse donc la théorie qui consistait à faire du tubercule un amas de pus concret. Est-ce un produit accidentel organisé, un tissu nouveau, comme le voulait Laënnec, ayant une vie propre et possédant en lui-même les causes des changements qu'il éprouve? Pas davantage. Si le tubercule était un produit hétérogène, avec spécificité morbide, à la façon du cancer, comment expliquer sa présence, là seulement où la vie semble disparaître; le trouverait-on uniquement à la suite de toutes causes débilitantes, de maladies graves ou longues? Comme les produits organisés de mauvaise nature, il apparaîtrait sans être attendu, n'importe où; le tubercule annonce toujours sa venue, il ne choisit qu'un tissu malade.

Serait-il dû à une exsudation de qualité inférieure, ou bien à une transformation cellulaire imparfaite; au fond, les deux idées n'en forment qu'une. C'est encore une hypothèse, mais qui serait justifiée par les faits. Adoptons cette théorie, regardons le tubercule comme le résultat d'une transformation incomplète des cellules, ce qui concorde bien avec l'explication que nous avons donnée de son apparition. Les phénomènes intimes et mystérieux de la nutrition étant entravés au sein des tissus, il en résulte que les éléments nouveaux, qui à chaque instant sont produits pour leur rénovation, cessent de subir les modifications nécessaires : ils restent donc à l'état embryonnaire. En cet état, que deviendront-ils? Privés d'une organisation suffisante, ils sont destinés à une mort prochaine. Ce n'est donc pas, comme on l'a dit, un produit mort-né que le tubercule, mais un produit né à peine viable, placé entre la vie véritable qu'il n'atteindra jamais, et la mort dont chaque jour le rapproche davantage. A cause de son peu de vitalité, il a recours à une vie d'emprunt : les tissus voisins le protègent et le nourrissent par imbibition ; et si l'organe dans lequel il s'est développé possède encore assez d'énergie, tant que durera cette force vitale, il ne dépassera pas sa période initiale ; mais si les causes débilitantes augmentent, la granulation abandonnée se mortifiera promptement.

C'est ce qui nous explique pourquoi le tubercule commence à se ramollir et à périr par le centre : c'est en effet le point le plus éloigné des parties vivantes, et dès qu'une molécule est frappée de mort, les cellules voisines le sont de même à son contact, et celles-ci jouent vis-à-vis du tubercule entier, petit à petit, le même rôle de corps étranger, jusqu'à ce que la tumeur, mortifiée dans toutes ses parties, fasse réagir l'organe : à ce moment, il faut que le tubercule soit éliminé : de là, la réaction inflammatoire voisine, l'état général fébrile, les nouvelles poussées, la fièvre de consomption, l'épuisement et la mort.

HISTORIQUE

La tuberculose des voies urinaires est connue depuis assez peu de temps, et jusqu'à ces dernières années, on décrivait l'affection sans savoir si elle était primitive ou secondaire.

Morgagni (De sedibus et causis morborum, 1767) rapporte l'histoire d'un jeune homme de 15 ans, chez lequel il s'était développé des tumeurs glanduleuses au col, dans l'aisselle, au dos, à la poitrine, quelques-unes grosses comme des œufs de pigeon, remplies d'une matière blanchâtre dont la plus grande partie était solide et comme sébacée. Le rein gauche en était pénétré. « (Proptereaque ren sinister, accedente etiam dura et strumosa, quæ materiam illam intersecabat, linea, pondo fuit unciarum circiter sex et triginta.) »

Math. Baillie (*Anat. path.* Paris, 1815) en parle, mais d'une façon assez confuse.

G. L. Bayle, dans son mémoire sur les tubercules, nous donne une description assez bonne de la tuberculisation des organes urinaires. Il parle de sang rendu avec les urines, de douleur en urinant, de cuisson au bout de la verge : « Il semblait au patient qu'on lui lardait le canal de l'urèthre avec des épingles. » A l'autopsie, on trouva plusieurs gros tubercules caséeux dans le rein droit, et d'autres tubercules disséminés dans le reste de l'appareil.

Howship a publié le cas d'une femme, âgée de 26 ans, qui avait éprouvé de vives douleurs du côté de la vessie, et dont le rein et l'uretère droits furent trouvés atteints d'une altération tuberculeuse. A la surface de la vessie, on observait un grand nombre de légères ulcérations, plus marquées dans le voisinage du col de cet organe. Howship donna à cette altération le nom d'abcès scrofuleux. Cette observation nous paraît un cas type de la lésion primitive tuberculeuse des voies urinaires. (John Howship. « A practical treatise on the symptoms causes, discrimination and treatment of some of the most important complaints that affect the secretion and excretion of the urine. London, 1823.) »

Pasquet (*Bulletins de la Soc. anat. de Paris*, 1838) rapporte un exemple de la tuberculose des reins, des uretères, de la vessie et des poumons.

Le Dr Ammon, de Dresde, 1834, a publié plusieurs observations du même genre.

Rayer (*Traité des maladies des reins*, 1841) est le premier qui ait décrit l'affection d'une façon étendue et raisonnée, avec de nombreux faits à l'appui. Il étudie d'abord les tubercules des reins, puis ceux des reins et des uretères, enfin les cas dans lesquels on trouve, en outre, des tubercules dans la vessie et les organes génitaux ; mais il ne s'occupe pas de la tuberculose primitive ou secondaire, ni de la différence qu'il faut établir entre la tuberculisation des organes urinaires et celle des organes génitaux. Quoi qu'il en soit, nous trouvons dans son ouvrage des faits cliniques et anatomiques des plus intéressants.

Rilliet et Barthez (*Traité des maladies des enfants*, 1854) déclarent que l'affection tuberculeuse des reins serait plus fréquente chez l'enfant que chez l'adulte ; le rein pourrait être converti tout entier en une série de kystes et il serait quelquefois le seul organe contenant la matière tuberculeuse.

Lebert, dans son *Traité d'anatomie pathologique*, 1857, s'exprime ainsi : « Parfois, les reins deviennent le point de départ d'une tuberculisation abondante et pour ainsi dire essentielle, la tuberculose pouvant alors donner lieu à une sorte de phthisie rénale. La vessie présente parfois des tubercules.

On trouve quelques observations dans les *Bulletins de la Société anatomique* de 1869.

M. le Dr Lancereaux s'est occupé avec le plus grand soin de l'affection qui nous intéresse; il en a décrit avec netteté et certitude les différents caractères. Pour lui, la tuberculose de l'appareil génital et de l'appareil urinaire ont chacune leur indépendance; il a, en outre, distingué entre la tuberculose primitive et la secondaire, des voies urinaires. Nous voulons pleinement nous inspirer des leçons et des écrits de notre savant maître. (Lancereaux, *Anatomie pathologique :* Texte, p. 349, atlas, planches 35 et 36. Voir l'art. *Rein*, dans le *Dict. encyclop. des sciences médic.*).

A l'étranger, comme travaux plus ou moins récents sur le même sujet, nous indiquerons seulement :

Rokitansky. *Lehrb. der path.-anat.*, t. III. — Vienne, 1855.

Fuchs. *De tuberculosi systematis uropoëtici*. — Kœnigsberg, 1856.

Schmidtlein. *Ueber die Diagnose der Phthisis tuberculosa der Harnwege-Erlangen*, 1862.

Rosenstein. *Zur Tuberculose der Harnorgane.*

Roberts (W.) *On Urinary and Renal Diseases*. London, 1872.

ETIOLOGIE

Nous retrouvons ici les causes de la tuberculose en général; nous les avons indiquées, hérédité, scrofules, cachexies, etc. Mais rappelons-nous bien que ces causes agissent toutes absolument de la même manière, en débilitant l'organisme; la tuberculose éclate quand la faiblesse vitale est portée à ses dernières limites : c'est pour cela que l'on est toujours phthisique avant d'être tuberculeux. Nous savons aussi que les affections locales d'un organe, ses diverses inflammations font naître la tuberculose, mais toujours par épuisement. Enfin, nous n'aurons pas foi en cette théorie qui fait de la tuberculose une maladie virulente et contagieuse.

Dans des ouvrages assez récents, on lit que jamais les reins ne sont tuberculeux avant les poumons. Or, il est loin d'en être ainsi; ce qu'il faut dire, c'est que les poumons sont plus souvent tuberculeux que tout autre organe. Si l'on remonte à la cause essentielle de la tuberculose, si l'on est bien pénétré de cette vérité, qu'elle est due à une déchéance vitale profonde, déchéance qui porte sur l'économie tout entière et partant sur chaque organe; si, de plus, l'on songe que dans cet organisme la puissance vitale qui reste à un organe n'est pas la même que celle qui reste à un autre, parce que celui-ci fonctionne plus que celui-là, ou se trouve pour une raison quelconque dans un état vital plus ou moins parfait, on comprend aussitôt que, dans la diathèse tuberculeuse, l'organe le plus fatigué, le tissu le moins vivant sera le premier atteint. Or, comme il n'y a pas d'organe qui fonctionne plus que le poumon et qui en même temps soit soumis à toutes les influences nuisibles de l'extérieur, il n'est pas étonnant que la tuberculose du poumon soit souvent primitive. Cette explication nous paraît des plus rationnelles; ce qui nous confirme davantage, s'il est possible, dans cette opinion, c'est la présence constante des tubercules aux sommets de ce viscère. C'est là leur siége d'élection, car c'est la portion du poumon la plus voisine des influences du dehors. Le sommet droit est fréquemment envahi avant le gauche, parce que la bronche droite est plus courte et plus volumineuse.

Il ressort de là que tout autre organe, tel que le rein, soit par suite de complexion faible, soit à cause d'une activité fonctionnelle trop grande, ou débilité quand la fonction qu'il remplit sort des limites physiologiques, sera pour la tuberculose, avant le poumon, un terrain favori. C'est ainsi que nous aurons affaire à une tuberculose essentielle des voies urinaires, des organes génitaux, du péritoine, de l'intestin, de la colonne vertébrale, etc.

D'après Rayer, chez les enfants à partir de l'âge de 2 ans, on rencontre l'altération tuberculeuse dans les reins, et en même temps dans la muqueuse des calices et des uretères. Chez les vieillards, la dégénérescence tubuleuse des reins serait rare.

Cette affection s'observe le plus souvent dans le sexe masculin. Aucun âge n'en est exempt; cependant, elle sévirait avec plus d'intensité de 25 à 40 ans.

ANATOMIE PATHOLOGIQUE

La tuberculose primitive des voies urinaires suit la même évolution que celle des poumons ; on y voit depuis la plus simple granulation jusqu'à de larges ulcères ou de vastes cavernes.

L'affection débute par des granulations que l'on retrouve dans la membrane muqueuse. Le tubercule se dépose-t-il dans la muqueuse même ou dans le feuillet sous-jacent? Suivant certains auteurs, il se déposerait d'abord dans le tissu sous-muqueux; toujours est-il que bientôt la muqueuse se trouve envahie, quelquefois sur une vaste surface ; alors, elle a perdu son aspect lisse et poli ; elle n'est plus représentée dans les régions malades que par une surface rugueuse, chagrinée, mamelonnée ; parfois, elle devient très-épaisse grâce à une multiplication considérable du produit morbide ; le tissu connectif sous-jacent offre des altérations analogues : il est dur, épais, sclérosé. A une époque plus ou moins éloignée du début, le tubercule se ramollit en subissant la dégénérescence graisseuse ; plus tard, il s'ouvre, se vide en formant des ulcérations ; la muqueuse est alors excoriée, foliacée. Quand les tubercules se sont disséminés, au lieu de s'agglomérer, il en résulte une quantité de petites ulcérations voisines, éparses sur la muqueuse que M. Lancereaux compare à une semelle de cuir rongée par des dents de rats. Les ulcérations peuvent être fort larges ; leur profondeur est variable, parfois superficielles, dans d'autres cas, elles pénètrent toute la paroi de l'organe, d'où l'existence possible d'une perforation. Chaque lésion est circonscrite par des vaisseaux injectés et variqueux.

Le début de l'affection, selon Rayer, se localiserait dans le bassinet et l'uretère et s'étendrait quelquefois à la membrane muqueuse de la vessie et de l'urèthre. D'après M. Lancereaux, et comme l'indiquent la plupart des observations qu'il a recueillies sur ce sujet, la muqueuse vésicale serait souvent malade la première ; le tubercule naîtrait ensuite dans la région prostatique ou membraneuse de l'urèthre, dans le voisinage du veru-montanum, mais surtout dans l'uretère, le bassinet et les calices ; le rein serait finalement envahi de la base au sommet pour les pyramides de Malpighi, et irrégulièrement pour la substance corticale.

L'étude de la tuberculose de chacune des parties de l'appareil urinaire nous offre quelques considérations particulières. Ainsi, dans la vessie, les lésions siégent principalement au col et dans le bas-fond. M. Chalan (Bul. de la Soc. anat., 1869) a publié l'observation d'un malade dont la vessie présentait des ulcérations tuberculeuses, les unes de la largeur d'une pièce de cinq francs, d'autres, d'une pièce de deux francs, arrondies, à bords nets, à fond rugueux, situées surtout près de l'embouchure des uretères. Dans des cas de ce genre, ces derniers peuvent être obstrués. Lorsque toutes les tuniques de la vessie sont envahies, l'affection gagne le tissu cellulaire sous-vésical et même se propage aux parois d'un tissu attenant, du vagin ou du rectum ; il se produira donc une perforation de toutes ces parties ; de plus, la vessie présente autour des lésions tous les caractères d'une cystite chronique : par suite, sa capacité est ordinairement amoindrie et ses parois épaissies. Dans le canal de l'urèthre qui n'est pas toujours malade, les lésions sont moins caractérisées et l'on n'y voit guère que des tubercules crus ou en voie de ramollissement; elles sont mieux accentuées dans la tuberculisation des organes génitaux. Les uretères sont presque constamment tuberculeux; nous y retrouvons toutes les altérations de la vessie; les parois recouvertes à leur surface interne du produit morbide sont épaissies et dilatées; la dilatation est due à un obstacle mécanique apporté au cours de l'urine; elle est générale quand cet obstacle siége dans la vessie près de l'embouchure des uretères; si le rétrécissement se fait dans l'uretère même, il sera plus ou moins haut et le conduit se trouvera ainsi partagé en deux portions: l'une, inférieure, rétrécie, à parois sclérosées et revenues sur elles-mêmes; l'autre supérieure, à parois plus minces, quelquefois considérablement dilatée. Plus fréquemment, le rétrécissement est incomplet, ce qui explique pourquoi, pendant la vie, le volume du rein ne dépasse guère l'état normal, car, lorsqu'il devient volumineux, énorme, il en est redevable à la stagnation de l'urine dans les uretères. La distension des calices et du bassinet accompagne celle des organes précédents: les calices deviennent rigides et ressemblent à des excavations tuberculeuses; nous y retrouvons aussi le tubercule dans toutes ses phases.

Nous avons vu que de l'uretère et du bassinet, la tuberculisation s'étendait au rein lui-même. Ici, nous n'aurons rien de bien spécial à noter. Dans bon nombre de cas, le rein est normal en apparence; son volume n'a pas sensiblement augmenté; mais la rétention d'urine peut lui faire acquérir des dimensions considérables; il est rare que son volume ait diminué. Le sommet des pyramides est d'abord envahi par des tubercules qui peu après se montrent dans le corps, puis dans la base, on trouverait parfois des traînées longitudinales dans le sens des tubes. D'après Rayer, la matière tuberculeuse peut être déposée dans les cônes, en grains ou en masses ; mais elle s'y présenterait, plutôt que dans la substance corticale, sous forme de granulations très-rapprochées les unes des autres, disposées en stries et simulant de petits chapelets, apparence surtout manifeste à la loupe. Quoiqu'il en soit, la substance médullaire est injectée, tuméfiée, parsemée d'amas tuberculeux qui s'ulcèrent. Le rein augmente alors un peu de volume, surtout si la substance corticale est envahie, et cette dernière peut être criblée de tubercules et de cavernes. La surface rénale est irrégulière, bosselée, recouverte de taches violacées; les tubercules y affectent souvent une disposition mamelonnée ou dépressive que l'on a comparée à une couche de plâtre gris, à des pustules varioliques, à du favus. On ne confondra pas des abcès du rein avec des tubercules ramollis : le microscope lèvera tous les doutes ; il n'y aurait hésitation que dans les cas où les granulations purulentes ou tuberculeuses seraient petites ou peu répandues; la présence de tubercules dans l'uretère ou dans la vessie rendrait certain le diagnostic anatomique. La lésion prend parfois la plus large extension; c'est ainsi que M. Lancereaux montre des exemples où les reins étaient réduits à une coque fibreuse, à une poche kystique; l'état tuberculeux du rein varie donc depuis la simple infiltration jusqu'à la destruction complète.

D'après Rayer, sur seize cas de tuberculose des reins, six fois l'altération aurait porté sur les deux reins et dix fois sur un seul. Pour M. Lancereaux, l'affection simultanée des deux reins serait plus commune.

Quand le malade succombe à la suite de la tuberculose rénale, on trouve ordinairement des lésions du même ordre dans d'autres organes, mais moins avancées, lésions qui souvent ont passé inaperçues pendant la vie. La tuberculose des organes générateurs coïncide assez rarement avec celle des voies urinaires ; on a cependant remarqué en même temps la présence de tubercules dans la prostate, les vésicules séminales, l'épididyme, les testicules. On en rencontre presque constamment aux sommets des poumons, à l'état d'infiltration ou même de ramollissement; mais les faits cliniques et la comparaison des deux organes démontrent qu'il s'agit d'une phthisie secondaire. Les lésions de voisinage sont de même fréquentes : inflammation, suppuration du tissu cellulaire périnéphrétique, tuberculose du péritoine ou de l'intestin. Enfin, de même que dans la tuberculose des poumons, on a signalé pour celle des reins la phthisie vertébrale secondaire.

SYMPTOMES

Nous divisons le cours de la maladie en trois périodes :

Dans la première, correspondant à la crudité du tubercule, en dehors de l'état général créé par la diathèse, les symptômes sont locaux et, parmi eux, le principal est la douleur. La fonction est légèrement troublée.

Dans la deuxième, en rapport avec le ramollissement et l'élimination du tubercule, l'examen microscopique des urines nous fournit des caractères importants. Réaction générale fébrile ; la fonction est plus ou moins gravement altérée.

Dans la troisième, l'appareil urinaire ne fonctionne plus; apparition des symptômes d'ammoniémie : la mort est prochaine.

Première période. — Le début n'est pas toujours appréciable; souvent il est insidieux. Il coïncide avec une première poussée granuleuse. La douleur existe tout d'abord, mais elle est variable dans son siége et dans son intensité. Parfois nulle ou ne causant chez l'un qu'une simple gêne, chez l'autre, au contraire, elle est vive. Comme l'affection débute d'ordinaire par la vessie, cet organe est le siége d'une inflammation lente déterminant une cystite chronique, et d'une douleur soit continue, soit intermittente, exagérée surtout par la pression sur l'hypogastre, ou lorsque le réservoir de l'urine est trop plein, ou quand il se vide. Il existe souvent une douleur persistante au col de l'organe où elle gêne la miction et rend chez la femme le coït impossible, ou du moins très-pénible; il faut en outre signaler la sensation douloureuse de la verge, principalement pendant et après l'émission de l'urine. Cette dernière n'offre pas de caractères spéciaux; cependant, comme conséquence de l'inflammation vésicale, il peut y avoir incontinence ou rétention, ou bien elle est rejetée fréquemment, en petite quantité, sans autre apparence qu'un trouble léger, sans réaction propre, et n'offrant aucune des marques caractéristiques de l'excavation des tubercules.

Quand les uretères et les bassinets sont envahis avant la vessie, ce qui est rare, la douleur naît dans les fosses iliaques; peu intense pendant le repos, elle se manifeste surtout après la fatigue; elle peut être assez violente pour simuler un accès de colique néphrétique. Cette exacerbation serait due à un obstacle momentané au cours de l'urine, à un spasme des uretères par suite d'une évolution de l'affection, résultat d'un excès quelconque. La douleur siége aussi dans la région lombaire, s'irradiant en ceinture, à paroxysmes coïncidant avec une activité plus grande de l'appareil.

En résumé, la tuberculisation au début est caractérisée par une douleur ordinairement intermittente dont la localisation et l'acuité sont en rapport avec l'organe le premier malade et avec la gravité des lésions primordiales.

Si, à cette époque, on interroge l'organisme, on reconnaît que l'affection n'est encore que locale ; l'individu est affaibli, mais pas de réaction fébrile ; des symptômes de tuberculose secondaire ne se montreront que plus tard dans d'autres organes.

2e *période.* — Le tubercule évoluant, la douleur s'accentue. Les hématuries sont bien plus fréquentes dans cette période que dans la précédente, où il est assez rare de les rencontrer. Elles sont dues à une congestion intense des capillaires autour des tubercules. Un écoulement de sang pur, formant des caillots, se voit peu souvent ; il est plus commun d'observer des urines sanguinolentes plutôt que sanglantes. Le tubercule, en se ramollissant et s'évacuant manifestera sa présence dans les urines par des caractères pathognomoniques ; celles-ci, rougeâtres, seront en outre troublées non plus seulement par l'inflammation des voies urinaires, mais encore par le produit morbide lui-même et par les éléments qu'il aura détruits sur son passage. Au microscope, on voit les globules du sang, amas de leucocythes et globules rouges, des débris de cellules et de fibres, une matière organique qui se dépose avec les sels de l'urine. D'après

Rayer, le sédiment serait formé de globules muqueux et sanguins et d'une matière organique ne se dissolvant pas dans les acides étendus, comme le font les phosphates et les urates.

Sous l'influence de l'acide nitrique ou de la chaleur, il se forme un précipité blanc dû au sérum du pus, ce que l'on ne confondra pas avec l'albuminurie. Cette dernière est rare dans dans la tuberculose de l'appareil. La matière tuberculeuse n'est pas rendue en quantité constamment la même ; il y en a peu ou beaucoup et même l'urine peut en contenir une quantité notable aujourd'hui et pas le lendemain. Dans le cas d'inflammation suppurée du bassinet ou de la vessie, la quantité de pus rendue, avec celle de la substance tuberculeuse n'est pas comparable, celle-là étant toujours plus régulière et plus considérable. Les caractères fournis par l'urine sont donc intermittents ; il faut ajouter aux différents produits que nous avons mentionnés, l'apparition de lamelles détachées de la vessie. Les urines deviennent fétides, sont toujours rendues en quantités faibles et répétées ; il y a parfois anurie ; il peut se faire même que l'urine ne vienne que d'un seul rein, l'uretère de l'autre rein se trouvant oblitéré par les progrès de l'affection. Dans ce cas, et seulement dans celui-là, le rein aura subi une augmentation de volume considérable ; la portion de l'uretère située au-dessus du rétrécissement sera de même dilatée, et c'est alors que le flanc correspondant au rein qui ne fonctionne plus, offrira des symptômes spéciaux : un volume exagéré de ce côté, et, à la palpation, une tumeur dure, rénitente, fluctuante, à forme allongée dans le sens vertical. Mais, nous le répétons, ces cas sont rares, car l'uretère se rétrécit souvent sans s'oblitérer, et l'on aurait tort de compter trop sur ce symptôme exceptionnel pour arriver au diagnostic. On trouve un exemple remarquable de ce genre dans l'ouvrage de Barthez et Rilliet; il y est dit : « Dans un cas rapporté par M. Ammon, chez une petite fille de trois ans, scrofuleuse, le rein tuberculeux formait une tumeur volumineuse. Le Dr Ammon parvint à la diagnostiquer en considérant l'état scrofuleux, l'absence de symptômes du côté de l'estomac, de la rate et autres viscères de l'abdomen, le trouble de la sécrétion urinaire et la forme de la tumeur.... Quelque temps avant la mort, la tumeur dépassait la ligne blanche; elle s'étendait de haut en bas depuis la région cardiaque au-dessous des côtes qu'elle soulevait jusqu'au delà de la crête éliaque. »

C'est dans cette période que commence la tuberculisation d'autres organes et en particulier du poumon. L'éta général devient alarmant : le malade abandonne ses occupations journalières et il ne vit plus que pour sa santé; la fièvre hectique se déclare avec exacerbations vespérales; dès lors le patient entre dans une voie de dépérissement qu'il suivra jusqu'à la fin.

Troisième période. — L'appareil urinaire, avons-nous dit, ne fonctionne plus; les lésions, en effet, s'accroissant, occasionnent une obstruction ou plutôt une désorganisation partielle mais suffisante pour entraver le jeu de l'organe; celui-ci est quelquefois complètement détruit par le produit morbide. Cet état s'est établi insensiblement; le malade d'une faiblesse extrême, épuisé par la fièvre, s'est alité d'une façon définitive. Les phénomènes généraux dominent bientôt toute la scène, et l'on observe des désordres que l'on peut grouper sous deux chefs (Lancereaux), phénomènes fébriles tenant à la suppuration des reins et phénomènes urémiques dus à l'insuffisance de la sécrétion urinaire. Les symptômes locaux restent les mêmes que dans les périodes précédentes, mais ils sont plus fortement accusés ; la douleur est exprimée par les cris du malade, quand on le touche; les urines sont plus rares, manquent parfois complètement, mais lorsqu'elles existent, elles n'offrent plus aucun des caractères de l'urine normale : troubles, lactescentes, en fort petite quantité, remplies de flocons blanchâtres, de pus et de débris tuberculeux. C'est surtout alors que l'on observe par suite de la rétention d'urine la tuméfaction uni ou bilatérale dont nous avons parlé. Le malade, dans un état d'épuisement complet, est couché sur le dos, poussant continuellement des plaintes, les traits profondément altérés, la face grippée, avec une teinte subictérique ; il répond avec peine aux questions qu'on lui pose. La langue est sèche et brillante, le ventre ballonné, très-douloureux à la pression, parfois rétracté et en bateau ; il est commun d'observer des vomissements bilieux; la constipation ou la diarrhée peuvent exister, aussi bien l'une que l'autre ; la fièvre augmente beaucoup dans cette période ; la peau est brûlante, le pouls petit et fréquent; le patient est souvent dans un état de stupeur qui simule à s'y méprendre une forme typhique : ces phénomènes sont aussi ceux d'une suppuration profonde. Des symptômes d'un nouvel ordre ne tardent pas à se joindre aux précédents qui sont occasionnés par la réaction fébrile du début portée à ses dernières limites. L'intelligence jusqu'alors à peu près intacte, s'émousse, disparaît bientôt complètement; l'œil devient insensible, l'oreille n'entend plus ; le malade porte la main à la tête comme pour se débarrasser de quelque chose qui l'obsède ; tout à l'heure dans le calme, il est maintenant dans une agitation continuelle, et ses plaintes ne font que s'accroître ; les membres se meuvent, la tête se balance et les convulsions alternent avec des contractures. Ce sont là des désordres cérébraux à forme méningitique; pendant ce temps, la fièvre de suppuration ne cesse de progresser, et bientôt le malade entre dans cette dernière phase de l'affection qui revêt la forme comateuse; il est rare de le voir s'éteindre insensiblement dans le marasme; sans qu'il ait présenté de symptômes cérébraux.

Nous avons donc ici des faits d'ordre complexe, ne se rattachant pas simplement à l'urémie. Et c'est ce qui nous permet d'établir une différence clinique aussi bien qu'anatomique entre le mal de Bright et la tuberculose rénale : dans l'une, on n'observe que des phénomènes urémiques purs : céphalalgie, vertiges, convulsions et contractures, coma et mort; pas de stupeur inflammatoire; le sang, au lieu de s'en débarrasser, a gardé dans sa masse les éléments constitutifs de l'urine; il est vicié par ce défaut d'élimination; dans l'autre, nous retrouvons encore dans le sang les mêmes principes, mais putréfiés. L'urine, en effet, a traversé le rein, les uretères, la vessie; là, elle s'est mélangée au liquide des cavernes, elle a été mise en contact avec des ulcérations, avec des tissus en suppuration, et c'est ainsi qu'elle est résorbée. Les symptômes de la seconde affection seront donc d'un ordre plus élevé que ceux de la première.

Marche, terminaison. — La marche de la tuberculose des voies urinaires est semblable à celle des poumons. Parfois aiguë (obs. de Chalan), souvent lente et graduelle, se faisant par étapes successives. Après une poussée granuleuse, les symptômes d'invasion peuvent diminuer, se calmer et même disparaître, mais ce ne sera que pour un temps. Sous l'influence d'un régime convenable, d'un traitement approprié, l'affection taira ses manifestations; mais elle est latente, et au moindre surcroît de causes débilitantes, elle signalera son activité de retour par les symptômes précédents aggravés par une évolution nouvelle de la poussée primitive, et par une production secondaire qui naît et vient renforcer l'autre. Puis calme, puis rechute; jusqu'à ce que les tubercules ramollis provoquent un état fébrile et un commencement de désorganisation. On comprend donc qu'il soit impossible de fixer, même approximativement, des limites à la première période.

D'après l'observ. IV, recueillie par M. Lancereaux, la femme D..., depuis trois ans, perdait ses urines et éprouvait des douleurs dans le bas-ventre, lorsqu'apparurent des symptômes plus graves; il est donc naturel de faire remonter le début de la maladie à cette époque. La deuxième période est plus courte, car le tubercule, lors de son élimination provoque une réaction qui devient de plus en plus violente; elle peut être de quelques mois. Nous savons que le tubercule, tant qu'il n'est pas ramolli, persiste parfois indéfiniment; une guérison complète n'est pas impossible, même lorsque ce ramollissement s'est produit; dans ce cas, un seul rein est envahi, et il se fait, dans les parties malades, un dépôt de substance calcaire. Le tubercule, devenu crétacé, s'entoure d'une paroi kystique plus ou moins épaisse, et subsiste alors indéfiniment comme corps inoffensif; la guérison s'opérerait encore par cicatrisation. On aurait vu le rein entier détruit et converti en une masse calcaire de même que dans les poumons. Mais ces cas sont trop rares. La terminaison est généralement funeste, elle s'annonce alors par des symptômes simulant la méningite et la fièvre typhoïde : symptômes ammoniémiques dont la durée est fort courte.

DIAGNOSTIC.

Il présente de sérieuses difficultés; au début, l'affection ne sera presque jamais connue; le malade, en effet, ne juge pas son état grave, et si le médecin est consulté, ce dernier se trouvant en face de symptômes tels que douleurs vagues, auxquelles se joignent parfois de légères hématuries, ne songera pas à une tuberculose des voies urinaires, parce que cette affection est peu fréquente, e que souvent il sera dominé par cette idée dont nous avons démontré la fausseté, à savoir que le tubercule siége toujours en premier lieu dans le poumon. Souvent, à cette époque, le malade n'offre pas de dépérissement bien notable; on songera donc à une cystite, mais d'une nature inconnue, à un fongus de la vessie, à un accès de colique néphrétique, à des calculs, à un lumbago, etc.

Dans la deuxième période, un médecin prévenu posera un diagnostic à peu près certain. L'urine présente alors des caractères spéciaux quoique n'appartenant pas exclusivement en propre à la tuberculose de l'appareil, mais ces caractères ont une grande valeur. L'hématurie est un des symptômes les plus constants; si l'urine est en outre peu abondante, nuageuse, avec dépôt purulent, on devra songer à un état tuberculeux. Il est vrai que dans le cas de pyélite calculeuse, l'urine se montrera sous le même aspect. Mais dans le cas de pyélite, l'hématurie et la purulence sont accidentelles, tandis qu'elles sont communes et presque continues dans la tuberculose des voies urinaires. On recherchera, en outre, les signes propres aux graviers rénaux; quand ces signes font défaut, si de plus on se trouve en présence d'un individu qui souffre depuis longtemps, qui a perdu ses forces, qui s'est émacié considérablement, qui chaque soir est pris de fièvre hectique, qui, en un mot, se cachectise ; si, enfin, l'on trouve dans d'autres organes, dans l'appareil génital, dans le poumon, dans la colonne vertébrale, les signes d'une tuberculisation récente, on pourra être certain que cette tuberculose est secondaire, et l'on posera un diagnostic sans réserve.

L'examen microscopique de l'urine sera aussi d'un grand secours ; on y trouvera des fragments de cellules, des noyaux granuleux, des amas caséeux, des débris de fibres conjonctives et élastiques.

Il faut en outre signaler la confusion possible avec une blennorrhagie, un rétrécissement uréthral.

Quand la maladie touche à sa fin, si l'on n'a que des renseignements incertains sur sa marche, si le malade n'urine pas, s'il est incapable d'expliquer son état, le diagnostic est des plus laborieux. C'est qu'en effet les désordres généraux masquent les symptômes locaux. Comme nous l'avons dit, il existe souvent un état typhique, sur la nature duquel on ne se méprendra pas, accompagné de manifestations méningitiques. Or, c'est sur l'affection cérébrale que se porte toute l'attention, et l'on fait le diagnostic de méningo-encéphalite ; parfois, l'auscultation des poumons faisant reconnaître des tubercules, on songe à une méningite tuberculeuse, ce qui peut être, mais la grosse affaire échappe. Que l'on se souvienne que, si dans la période finale, les accidents urémiques simulant une méningite peuvent passer inaperçus, l'on aura en outre des symptômes d'un autre ordre que l'on ne retrouve pas dans la méningite et qui seront fournis par un état général particulier indiquant la suppuration.

La suppression des urines, ou si elles existent, leurs caractères spéciaux, la présence d'une tumeur dans les flancs, réduiraient enfin le diagnostic à ceci : affection suppurative des reins. La connaissance des antécédents, la présence de tubercules ailleurs feraient préciser davantage.

Nous ne dirons rien du pronostic qui ressort suffisamment de la marche de la maladie : il est très-grave et les cas de guérison sont exceptionnels.

TRAITEMENT.

La tuberculose est directement incurable, et nous nous trouvons dans la même impuissance vis-à-vis de celle des reins, comme devant celle des poumons; les causes du tubercule nous démontrent assez qu'il doive en être ainsi. Ce n'est donc pas le tubercule qu'il faut attaquer, il n'est que le cachet d'un organisme usé, mais ce dernier. On s'adressera à l'organisme tout entier : relever les forces par la meilleure hygiène, par des médicaments toniques et d'épargne; augmenter la puissance vitale des tissus en ajoutant à ces moyens un exercice régulier et une bonne hydrothérapie. Quand le tubercule est ramolli, on continue le même traitement, on modère de plus les symptômes en obéissant aux indications spéciales qui se présentent. C'est ainsi, quand la guérison est impossible, que l'on prolongera la vie du patient. Dans la dernière période, lors de la manifestation des symptômes d'ammoniémie, le traitement sera purement palliatif.

Nous ne donnons à la suite de notre travail qu'un

nombre restreint d'observations; à l'aide de notre historique, on en trouvera d'autres. Nous indiquons spécialement Rayer, et M. Lancereaux, dont l'Atlas d'anatomie pathologique contient des dessins d'une remarquable netteté, représentant les cas types d'altération.

Observation I. — Tuberculose rénale et pulmonaire.

Le nommé Georges P..., âgé de 18 ans, tourneur en bois, entré le 20 mars 1876 à l'hôpital Saint-Antoine, salle Saint-Lazare, dans le service de M. Lancereaux. Tousse et maigrit depuis le commencement de l'année précédente; il y a deux mois, il a été pris de diarrhée qui n'a pas cessé, et en même temps de mouvements fébriles qui reviennent chaque soir à heures régulières, et de plus en plus marqués. Il n'y a pas de tuberculeux dans sa famille, travaille depuis son jeune âge dans une fabrique de papiers peints; pendant quatre ans couche sur un matelas mis à terre, dans l'atelier même. A son entrée à l'hôpital, amaigrissement considérable; on constate la présence de lésions aux sommets des deux poumons, et comme le malade accuse peu de chose ailleurs, on se contente de ce diagnostic; il dépérit rapidement; la fièvre s'empare de lui pour ne plus le quitter, et il succombe dans la matinée du 25 avril. A l'autopsie les poumons sont adhérents à la paroi thoracique; on trouve à leurs sommets des cavernes et de nombreuses granulations tuberculeuses. Le foie est gras, avec quelques granulations. L'estomac et l'intestin sont sains. Le cerveau et ses membranes ne présentent rien d'anormal. Le rein gauche est épais, volumineux; la capsule détachée, on aperçoit des tubercules sous forme d'amas. A la coupe, la substance corticale est également infiltrée d'amas tuberculeux; la capsule surrénale correspondante est le siége d'une induration de même nature. L'uretère, le bassinet et les calices sont couverts de granulations non encore ramollies. La vessie et le rein opposé sont sains, du moins on n'y trouve pas de lésions notables.

Obs. II. — Tuberculose de la vessie et des reins, du larynx et des poumons.

François C..., cocher, âgé de 37 ans, entré à la Charité, salle Ste-Thérèse, le 28 décembre 1870.

Tousse continuellement depuis un an, maigrit, n'a jamais craché de sang, a cessé son travail depuis quatre mois, parce qu'il est court d'haleine; on le range dans le groupe des tuberculeux.

Autopsie, 6 juin. Adhérences des sommets des poumons. Induration de ces sommets; à la coupe, ils présentent quelques tractus fibreux et des points de pneumonie caséeuse, la plupart en suppuration, et qui se vident après l'incision. Quelques granulations tuberculeuses jaunâtres sont disséminées dans le parenchyme. Les ganglions bronchiques sont pour la plupart pigmentés. Pancréas sain. Ganglions mésentériques tuméfiés, foie gras, rate grosse.

Les deux reins sont altérés; ils présentent l'un et l'autre, à leur surface, une dépression manifeste, et au niveau de cette dépression, semblable à un infarctus, on constate, dans l'un des deux reins, la transformation complète d'une pyramide entière en une substance jaunâtre, caséeuse; on voit, au voisinage, de gros tubercules. Des granulations de même nature se rencontrent à la surface de la muqueuse du bassinet et surtout du calice qui se rend à la partie altérée; mêmes lésions, mais non moins avancées, de l'autre rein. Dans la vessie, on constate l'existence d'une douzaine de plaques d'altération; ces plaques, circonscrites par un liséré rougeâtre, ont des bords sinueux et une étendue qui varie de quelques millimètres à 2 centimètres; elles sont constituées par des granulations tuberculeuses.

L'épididyme droit est transformé en une bouillie jaunâtre, purulente. Rien de particulier dans les autres organes.

Ces deux observations, incomplètes au point de vue clinique, nous apprennent qu'il ne faut jamais négliger l'examen d'un malade, lors même que l'on constate chez lui une tuberculose pulmonaire; il peut en effet nous offrir d'autres symptômes du plus haut intérêt.

Obs. III. — Tuberculose primitive des voies urinaires et des reins. Granulations tuberculeuses des poumons.

H..., âgée de 46 ans, faible et amaigrie, meurt trois jours après sont admission à l'Hôtel-Dieu; elle présentait des phénomènes qui avaien conduit à diagnostiquer une méningo-encéphalite.

Autopsie. Rien à noter dans l'apparence extérieure du cadavre; intégrité du cerveau et de ses membranes. Infiltration des sommets des poumons par des granulations tuberculeuses miliaires; congestion dans le reste de l'étendue de ces organes. Cœur non altéré; tube intestinal normal; foie et rate assez sains. La vessie a des dimensions ordinaires; sa muqueuse est parsemée de granulations tuberculeuses miliaires, dont quelques-unes sont ulcérées ou en voie d'ulcération. Ces granulations, que circonscrivent des vaisseaux nombreux et volumineux, sont fermes, grisâtres ou jaunâtres. Des granulations analogues se trouvent en différents points de la muqueuse uréthrale, et notamment à sa partie supérieure, dans une grande partie du bassinet où existe en même temps une vive injection. L'un des deux reins, de volume normal, et dont la substance corticale est un peu jaune, offre au sommet des pyramides de Malpighi de petites excavations renfermant une matière molle, jaunâtre, composée de petites cellules rondes et de quelques cellules plus grosses et granuleuses. Cette matière, qui s'échappe en partie sur une coupe médiane, laisse voir des ulcères peu réguliers à fond bleuâtre. Au dedans et dans le voisinage de ces ulcères, se rencontrent plusieurs granulations tuberculeuses. L'autre rein est occupé dans sa moitié supérieure par deux kystes d'un blanc jaunâtre, renfermant un magma caséiforme; quelques-uns des calices correspondants sont oblitérés. Dans la moitié inférieure du même organe, les pyramides sont ulcérées ou complètement détruites; la substance corticale, un peu atrophiée, est envahie par quelques granulations tuberculeuses, dont quelques-unes ramollies, laissent voir à la coupe de petites excavations remplies par un magma caséeux. Ce magma est formé de granules moléculaires et de détritus cellulaires. L'utérus, les trompes et les ovaires ne sont pas altérés (*Anat. pathol.* de M. Lancereaux).

Obs. IV. — Tuberculose primitive des reins
et des voies urinaires.

D..., âgée de 47 ans, est admise à l'Hôtel-Dieu le 30 octobre 1863, salle Saint-Antoine, n° 12 (service de M. Potain). C'est une femme qui a travaillé avec excès et qui aujourd'hui se trouve profondément débilitée et abattue. Depuis trois ans, elle perd ses urines; elle attribue cette infirmité au chagrin que lui a causé la mort de son mari. Il y a deux mois qu'elle n'a pas eu ses règles, et, depuis trois semaines, elle est dans l'obligation de garder le lit. Le 1er novembre, langue sèche, ventre sensible, volumineux; constipation, vomissements bilieux et alimentaires; toux légère, sans expectoration, râles sonores dans les deux poumons; rien au cœur. Les urines, décolorées, laissent un dépôt que l'examen microscopique nous apprend être formé de globules de pus, de corps granuleux et de cristaux phosphatiques. La malade éprouve des besoins d'uriner qui se répètent vingt fois et plus dans un jour; elle accuse de la douleur pendant la miction, et cependant elle ne rend qu'une faible quantité d'urine. Traité par l'acide nitrique, ce liquide donne lieu à un précipité blanc un peu floconneux. La région des lombes n'est pas douloureuse; l'épigastre est le siége de douleurs assez vives, et la malade se plaint d'une sorte de cercle incommode (chiendent, julep pectoral, eau de Seltz). Le 2 novembre, persistance de la sécheresse de la langue et des vomissements, hoquet; l'abdomen n'est pas météorisé et les garde-robes sont faciles. La main, profondément appliquée dans le flanc gauche, éprouve de la résistance et provoque de la douleur. L'utérus, examiné au spéculum dans la prévision d'un cancer, ne présente pas d'altération. Le pouls est augmenté de fréquence, il y a de la stupeur; et la physionomie rappelle celle de la fièvre typhoïde (bordeaux, cataplasmes). Le 3 et le 4, même état. Le 5, l'aspect typhoïde persiste, la malade vomit moins, mais elle a des selles liquides et verdâtres. Les poumons sont examinés avec soin, et l'on demeure convaincu que la toux est le résultat de la sécheresse de la gorge. Les urines, toujours louches et troubles, continuent de renfermer du pus (ipécacuanha, 1 gr.). Le 6, selles nombreuses, abondantes, peu de vomissements, sécheresse de la langue, altération des traits, abattement et faiblesse de plus en plus considérables; fréquence et petitesse du pouls. Le soir, parole entrecoupée, somnolence, coma, mort dans la nuit.

Rien à noter dans l'habitude extérieure du cadavre, absence d'œdème. Le foie, peu volumineux, offre quelques adhérences assez lâches avec le diaphragme et quelques autres plus intimes avec la rate; lla substance parenchymateuse est ferme et jaunâtre. La rate, augmentée de volume, ne paraît pas autrement altérée. La vessie, de petite dimension, contient à peine un œuf de poule. Les parois sont un peu épaissies; la muqueuse est inégale, partout ulcérée, ce qui lui donne un aspect granulé et quelque analogie avec des semelles de cuir rongées par des dents de rats. Les uretères sont le siége de la même altération que la vessie. Le rein gauche se fait remarquer par un rétrécissement du bassinet et des calices, l'envahissement d'un grand nombre de pyramides par une matière molle, caséeuse, sorte de bouillie blanche qui n'est que la matière tuberculeuse ramollie ; à l'une des extrémités de cet organe, appendice kystique contenant une substance caséeuse constituée par des noyaux granuleux et des cristaux de cholestérine. Quelques dépôts tuberculeux isolés dans la substance corticale jaunâtre. Deux pyramides sont restées à peu près intactes. Le rein droit est entièrement détruit et réduit à sa fibreuse, et dans cette coque existe une faible quantité d'un liquide blanchâtre où se rencontrent des cellules granuleuses et des granulations graisseuses. L'estomac est plissé à son intérieur, et ses glandules, comme celles de la première portion du duodenum, sont hypertrophiées et saillantes. L'intestin grêle est à peu près sain, mais le cæcum est le siége d'une zone tuberculeuse ulcérée. L'utérus est normal, à part une légère hypertrophie de son col. Les plèvres sont libres; les poumons sont parsemés de taches noires pigmentaires et infiltrés de granulations miliaires tuberculeuses, assez abondantes dans les lobes supérieurs, mais très rares dans les autres lobes. Les sommets des poumons sont le siége de cicatrices froncées; plus bas, il existe plusieurs petites excavations. Le cœur, peu volumineux, est chargé de graisse à sa base. La cavité ventriculaire gauche est petite, ce qui indique une diminution dans la masse du sang; les orifices et la substance musculaire cordiaques sont sains. Le cerveau n'est pas altéré; toutefois, ses cavités ventriculaires sont un peu larges, et le liquide céphalo-rachidien est abondant (*Anat. path.* de M. Lancereaux).

Obs. V. — Rein gauche converti presque en entier en matière tuberculeuse; tubercules dans le poumon.

Sophie-Marie Bertrand, âgée de 43 ans, femme de ménage, arrivée au dernier degré de marasme, entra vers la fin d'août à l'Hôtel-Dieu. Cette femme, autrefois réglée très-abondamment, mère de deux enfants, ne voit plus depuis un an; elle n'a jamais eu de flueurs blanches. Elle donne peu de renseignements sur l'état antérieur de sa santé, qui du reste paraît avoir été assez bonne pendant longtemps. Elle fait remonter à dix-huit mois le début de sa maladie. Au commencement, elle eut, dit-elle, des maux de reins, des tranchées, des coliques sans dévoiement; mais ces maux de reins disparurent au bout de deux mois, et ils ne sont jamais revenus depuis; les urines n'ont jamais présenté de sang; l'émission n'a été ni plus rare ni plus fréquente qu'en santé; il n'y eut point alors de fièvre.

Durant ces derniers six mois, augmentation de la faiblesse générale, amaigrissement notable; dévoiement très-abondant depuis deux mois; depuis un mois, toux, sueurs nocturnes, inappétence. La malade était si faible qu'il fallut deux séances asez longues pour obtenir d'elle ces renseignements.

Faiblesse et marasme très-prononcés, impossibilité presque complète de se mouvoir dans le lit. Figure jaune-paille, amaigrie, rappelant la coloration des femmes affectées de cancer de l'utérus; intelligence complète; point de phénomènes morbides du côté des sens; langue sèche avec points blancs mats, exsudation crémeuse sur les lèvres, la bouche, le voile du palais; déglutition difficile; inappétence, soif; point de nausées ni de vomissements; ventre plat, rentré, non douloureux, sans tumeur appréciable à la main; pas d'écoulement par le vagin; col de l'utérus intact, élevé, à lèvres unies; chaleur nulle, pouls filiforme à 90; pas de lésion apparente du côté du cœur; légère diminution de la sonorité de la poitrine; sous la clavicule droite, respiration généralement rude avec respiration prolongée, râle muqueux sans résonnance de la voix; œdème géméral, mais très-léger, un peu plus marqué aux bras et à la face que partout ailleurs.

Le troisième jour seulement on put obtenir de la malade qu'elle urinât dans un verre, et encore ne donnat-elle qu'environ trois cuillerées d'urine trouble, peu acide, remplie de flocons blanchâtres, précipitant en blanc par l'acide nitrique. Dans la soirée de ce troisième jour la malade s'éteignit.

Autopsie du cadavre. — Le crâne et les organes qu'il renferme ne présentèrent aucune altération.

Quelques gouttes de sérosité dans le péricarde; cœur d'un volume ordinaire.

Dans les poumons, engouement hypostatique; au sommet du poumon droit, une vingtaine de tubercules crus, disséminés, réunis au nombre de cinq ou six en une masse dure. Dans le reste du tissu pulmonaire, on n'aurait guère pu compter plus d'une vingtaine de tubercule crus, disséminés de loin en loin. Rougeur violacée des bronches; pâleur du tube digestif; ulcérations vers la fin de l'iléon et dans le gros intestin; quelques ganglions mésentériques sont volumineux, durs, convertis en matière crétacée ou tuberculeuse; l'utérus, le foie la rate semblent sains.

Matière tuberculeuse dans le rein gauche, dans l'uretère et dans la vessie, chroniquement enflammée; quelques points tuberculeux dans le rein droit. (*Maladie des reins*, Rayer.)

CONCLUSIONS.

La tuberculose primitive des voies urinaires est assez rare.

Elle est indépendante de la tuberculose de l'appareil génital.

Elle débute par la muqueuse de la vessie ou de l'urèthre, et gagne de là celle des uretères, du bassinet, puis les pyramides qu'elle envahit du sommet à la base, enfin la substance corticale.

Les urines présentent des caractères spéciaux. La suppuration et l'insuffisance de la sécrétion donnent en dernier lieu naissance à des symptômes fébriles et urémiques, ou ammoniémiques; c'est alors que l'on croit le plus souvent à l'existence d'une méningo-encéphalite.

Le diagnostic sera fondé sur l'évolution lente de l'affection, le dépérissemect progressif, l'examen des urines, les troubles locaux et les désordres généraux.

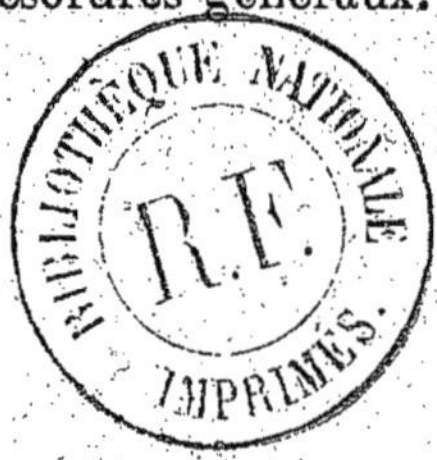

Paris. — A. PARENT, imprimeur de la Faculté de Médecine, rue M.-le-Prince, 29-31.

www.ingramcontent.com/pod-product-compliance
Ingram Content Group UK Ltd.
Pitfield, Milton Keynes, MK11 3LW, UK
UKHW021213230726
13926UKWH00001B/486

9 782014 095739